Gruppenspiele für gute Laune und das Gemeinschaftsgefühl

„Ich liebe Menschen, die mich zum Lachen bringen. Ich glaube wirklich, dass Lachen meine liebste Beschäftigung ist. Es heilt jede Menge Krankheiten. Vielleicht ist es überhaupt das Wichtigste am Menschen."

Audrey Hepburn

Viele SeniorInnen in Pflegeeinrichtungen vermissen die Abwechslung und Freude, die sie in früheren Jahren erlebt haben.. Einsamkeit durch den Verlust des Partners und gesundheitliche Probleme führen oft dazu, dass sich alte Menschen zurückziehen, nur noch passiv am Alltag teilnehmen oder viel grübeln.

Die vorliegenden fröhlichen Spiele sollen die Lebensfreude wecken, sich positiv auf die Gesundheit auswirken und das Gruppengefühl in stationären und ambulanten Settings stärken.

Die humorvollen Gruppenstunden locken das Lachen. Durch Lachen werden Glückshormone ausgeschüttet, Stressreaktionen gemildert und das Immunsystem unterstützt. Lachen aktiviert das Zwerchfell und vertieft so die Atmung, wodurch der Kreislauf sanft angeregt wird.

Ganzheitliche Übungen trainieren das Sehen, Hören, Fühlen, Riechen und Schmecken. In einem Lebensalter, das vom Nachlassen der Kräfte geprägt ist, ermöglicht der bewusste Umgang mit allen Sinnen ermutigende Erlebnisse.

Die von mir entwickelten Bewegungsübungen zielen besonders auf ein gutes Miteinander in der Gruppe ab. Zusätzlich fördern sie die Koordination und das Kurzzeitgedächtnis.

Dabei können alle Spiele sitzend am Tisch oder im Stuhlkreis durchgeführt werden. Körperlich stark eingeschränkte Personen im Rollstuhl können ebenso mitmachen wie geistig eingeschränkte Betroffene mit einer demenziellen Erkrankung. Es wird nur wenig Material gebraucht, das im üblichen Fundus vorhanden ist oder aus der Küche geholt wird. Damit sind die Spiele schnell vorbereitet, einfach umzusetzen und, wenn nötig, günstig im Einkauf.

Wofür Sie dieses Buch einsetzen können:

- Um den üblichen Ablauf von Gruppenstunden mit neuen Ideen zu bereichern.
- Um geeignete Rituale für den Beginn und den Abschied einer geselligen Runde zu finden.
- Um ein neues Stundenkonzept zu etablieren, das wöchentlich wiederholt und abgewandelt wird: „Lachen am Morgen" nenne ich es in meiner Einrichtung.
- Um spontan in einer Einzelsituation das passende Kapitel aufzuklappen und loszulegen.

Namen von Seniorinnen, die in diesem Buch genannt werden, sind frei erfunden.

Inhalt

SPIELE AM ANFANG

„Wer den Tag mit Lachen beginnt, hat ihn bereits gewonnen."

Aus Tschechien

Zu Beginn wollen wir einander bewusst wahrnehmen. So werden neue Gesichter willkommen geheißen und alte Bekannte wiederentdeckt. Besonders Menschen mit Demenz profitieren von einem klar gestalteten Auftakt, der Leben in die Gruppe bringt. Manche sind noch (oder schon wieder) schläfrig, und ein schwungvoller Anfang sorgt für ein tragbares Gruppenerlebnis.

Wir winken in die Gruppe: „Schön, dass du da bist!"

Oder wir gehen im Stuhlkreis herum und schütteln allen die Hände. Wer sitzen bleiben muss, streckt die Hände zu den Umhergehenden aus und wird ebenfalls begrüßt.

Das Spiel öffnet den Blick für die Anwesenden und fördert das Gemeinschaftsgefühl.

Vorstellung mit Namen

Alle stellen sich reihum mit ihrem Namen vor und fügen dann eine Information an.

Beispielsweise:

- den Geburtsort: Ich heiße Margarete und komme aus Husum!
- das Lieblingsessen: Ich heiße Günther und esse am liebsten Bratkartoffeln.
- ein Urlaubsziel: Ich heiße Lieselotte und fahre nach Bordeaux.
- ein Lieblingstier: Ich heiße Herbert und mag am liebsten Dackel.

Alle hören zu, winken der Person zu und lachen freundlich. Wer mag, klatscht zusätzlich als positive Bestärkung.

Das Spiel bringt die Namen der Teilnehmenden in Erinnerung und liefert persönliche Informationen, an die die Anwesenden und die Gruppenleitung anknüpfen können.

Ein Wollknäuel verbindet uns

Alle sitzen im Stuhlkreis. Die Gruppenleitung wirft das Wollknäuel einer Person zu, die es fängt und zu einer Nachbarin nebenan oder gegenüber weiter wirft.

Alle erhalten durcheinander die Wolle, die durch das Fliegen quer durch den Kreis ein Netz bildet. So nehmen sich alle Anwesenden gegenseitig in den Blick, können aber noch zurückhaltend bleiben.

SeniorInnen, die durch eine Demenz stark beeinträchtigt sind, können die Wolle einfach zur Sitznachbarin weitergeben. Damit verbindet der Faden alle zu einem sichtbaren Kreis.

Das Spiel fördert die Aufmerksamkeit, damit alle im passenden Moment das Wollknäuel sehen, fangen und weiter werfen.

Kreuzgriff

Wir strecken die Arme aus und überkreuzen sie. So reichen wir einander die Hände und schütteln sie lachend.

Hierbei werden die räumliche Wahrnehmung und die Koordination gefördert. Auch müssen sich die Teilnehmenden immer wieder mit den eigenen Händen und denen der Nachbarin sortieren, was den Blickkontakt und die Kommunikation stärkt.

Olympiade

Wir sagen reihum „Mein Lieblingssport ist …“, dabei gelten alle Antworten als richtig. Neben den regulären Sportarten sind auch „Lesen, auf dem Sofa sitzen, aus dem Fenster schauen, Vögel füttern“ und ähnlich passive olympische Disziplinen erlaubt. Nach jeder Äußerung strecken wir die Arme seitwärts nach oben und grölen wie im Fußballstadion „Olee, ole oleeee!“ Dabei sitzen wir breitbeinig und machen ein passendes Gesicht: Meistens gucken die Fußballfans nicht sehr intelligent, aber dafür umso begeisterter …

Das Spiel weckt die kindliche Freude und die Wertschätzung für alle in der Gruppe.

Abzählreime

Abzählreime können so umgedichtet werden, dass sie niemanden aussondern, sondern stattdessen Einzelne nacheinander fröhlich begrüßen: „Ene mene miste, es rappelt in der Kiste. Ene mene muh, und schon lachst du!"

Sowie weitere, regional unterschiedliche Lieder, Klatschspiele und Abzählreime, die den BesucherInnen der Gruppe bekannt sind. Auch Karnevals- und Kinderlieder sind für ein fröhliches Miteinander sehr geeignet!

Klatschspiele

Auch Klatschspiele wie auf dem Schulhof damals sind geeignet, um die Stimmung aufzulockern und über biografische Erinnerungen eine erste Aktivierung einzuleiten. Sie schaffen eine spielerische Atmosphäre und verlocken auch passive Spieler zu Mittmachen:

- Bei Müllers hat´s gebrannt, brannt, brannt
- Ene mene miste
- Wir sagen no no no, wir sagen si si si
- Als Susi noch ein Baby war

- Auf einer bayerischen Bank, da saß ein bayerischer Mann
- Backe, backe Kuchen
  (primär geeignet für Betroffene mit Demenz).

Trainiert werden beim Klatschen die Koordination und die Serialität (Erinnern von Reihenfolgen).

Huch, Brille vergessen

Wir winken einander quer durch den Kreis zu und tun so, als würde die angesprochene Person besonders schlecht sehen: Die hat wohl ihre Brille vergessen! Also winken wir mit großen Armbewegungen und rufen laut: „Huuuhuuu! Hallo! Schön, dich zu sehen!" Die Kursleitung kann die Teilnehmenden auch bewusst mit Namen ansprechen: „Frau Thomsen, da sind Sie ja! Huuuhuu, Herr Heitmann! Gut, dass Sie da sind!" Dabei soll es richtig laut im Gruppenraum werden!

Das Spiel fördert den Blickkontakt, die Aufmerksamkeit und die Stimme.

Enkel-Begrüßung

Wir tun so, als ob wir Kinder oder Enkel begrüßen: „Bist du groooß geworden! Lange nicht geseeehen! Schööön, dass wir uns treffen!" Dabei laufen wir durch den Stuhlkreis und schütteln allen die Hand. Wer nicht laufen kann, bleibt sitzen und lässt sich von den Aktiven begrüßen.

Der Witz dabei ist, dass die Anwesenden in einer Pflegeeinrichtung oder der Tagespflege sich vor Beginn der Übung schon mehrfach an diesem Tag gesehen haben …

Stimmungslieder

„Ich möchte singen wie ein Vogel und mich nicht darum kümmern, wer mich hört und was sie denken." *Rumi*

Lieder eignen sich ebenfalls, um am Anfang die Gruppe schwungvoll zu aktivieren und die gute Laune zu wecken, z. B.:

- Froh zu sein, bedarf es wenig
- Drei Chinesen mit dem Kontrabass
- Auf der Mauer, auf der Lauer liegt ´ne kleine Wanze
- Mein Hut, der hat drei Ecken
- Jetzt fahr´n wir über´n See, über´n See
- Bolle reiste jüngst zu Pfingsten
- Herr Pastor sin Kau
- Meine Oma fährt im Hühnerstall Motorrad
- Von den blauen Bergen kommen wir
- In einen Harung jung und schlank
- Viva viva la musica

BEWEGUNGSSPIELE

„Ein Lächeln ist eine Kurve, die alles gerade biegen kann." *Phyllis Diller*

Ob in musikalischen Runden, im Gedächtnistraining oder beim Vorlesenachmittag: Manchmal braucht die Gruppe dringend eine Bewegungseinheit. Die Spiele können alle im Sitzen am Tisch oder im Stuhlkreis durchgeführt werden. Wer am Tisch sitzt, rutscht mit dem Stuhl am besten etwas nach hinten, sodass mehr Bewegungsfreiheit nach vorn entsteht.

Märchen-Lachen

Wir spielen mit den verschiedenen Arten des Lachens:

- Wir kichern zart wie eine Fee (Hi hi hi) und flattern sacht mit den Händen, um die Flügelchen der Fee oder Elfe darzustellen.
- Wir lachen laut polternd wie ein Riese (Ho ho ho) und halten uns dabei den Bauch.
- Wir lachen schläfrig wie Dornröschen und reiben uns dabei die Augen nach dem hundertjährigen Schlaf.

- Wir lachen ausgelassen wie Frau Holle (Hu hu hu) und schütteln pantomimisch eine Decke aus.
- Wir kichern etwas bösartig wie ein Zwerg (He he he) und bilden mit den Händen auf dem Kopf eine spitze Zipfelmütze.
- Wir lachen herzhaft wie ein König (Ha ha ha) und sitzen dabei stolz und aufrecht, wer mag, hält ein imaginäres Zepter.

Wer kennt noch mehr Gestalten aus den Märchen und mag weitere Varianten ausprobieren?

Wir überlegen gemeinsam, wer in den Geschichten auftritt und wie diese Person passend zu ihrem Charakter lachen würde.

Das Spiel trainiert die Fantasie und das assoziative Denken, das wir zum Problemlösen benötigen.

Sorgen wegwerfen

Wir knüllen unsere Sorgen wie ein Blatt Papier pantomimisch in unseren Händen und werfen sie mit einem kräftigen „Pfui!" in die Mitte. Drei Mal wiederholen wir das Loswerden von Ärger und Sorgen. Zum Schluss strecken wir die Hände schwungvoll in die Luft und rufen „Juhu!", weil wir alles Bedrückende losgeworden sind.

Das Spiel fördert einen bewussten Umgang mit Sorgen und hebt die Stimmung.

Bewegungskette

In diesem Spiel reihen sich lauter kleine Bewegungen zu einer langen Kette: Die Moderatorin beginnt und macht eine kleine Bewegung, zum Beispiel nicken. Die nächste Person wiederholt den Auftakt des Spiels, indem sie nickt, und fügt eine eigene Bewegung an: Sie stampft einmal auf. Die Nachbarin nickt, stampft und hängt ihre neue Bewegung an: Sie blinzelt. Der Nebenmann nickt, stampft, blinzelt und macht mit einem eigenen Einfall weiter: Er winkt. So setzt sich die Bewegungskette fort, bis alle einmal dran waren. Oder bis viele aufgeben …

Das Spiel trainiert die Konzentration, das Kurzzeitgedächtnis und die Motorik.

Pantomime

Auf Papierstreifen werden vorab lauter Begriffe geschrieben, die dargestellt werden sollen: verschiedene Tiere oder Berufe oder Freizeitbeschäftigungen. Die Papierstreifen werden in Lose zerschnitten und in einer hübschen Schachtel herumgegeben. Alle nehmen sich ein Los, das geheim bleiben soll!

Wer mutig ist, fängt an und stellt sich gut sichtbar für die Gruppe auf. Der Begriff auf dem Los wird mit dem ganzen Körper dargestellt, es darf aber nichts gesagt werden. Auch Geräusche nachzuahmen ist verboten. Alle aus der Gruppe raten durcheinander, worum es sich handeln könnte. Sobald der richtige Begriff genannt wird, bricht die Person ihre Darstellung ab und jemand anderes ist an der Reihe.

Tiere: Löwe, Storch, Hase, Elefant, Affe, Schwein, Pferd.

Freizeit: Radfahren, Flöte spielen, Angeln, Golfen, Gärtnern, Gassi gehen, Bilder malen.

Berufe: Maler (Anstreicher), Ärztin, Bäcker, Polizistin, Dirigent, Violinistin, Trommler.

Das Spiel trainiert die Vorstellungskraft, das Problemlöseverhalten (wie stelle ich diesen Begriff bloß dar?) und die Motorik.

Tierrätsel

Alle überlegen sich ein Tier und denken kurz darüber nach, wie sie es darstellen können.

Mit Geräuschen:

bellender Hund, piepender Vogel, trötender Elefant, miauende Katze, röhrender Hirsch, schnaubendes Pferd, quiekendes Schwein, blubbernder Fisch usw.

Mit Bewegungen:

- Arme heben und senken wie ein fliegender Vogel,
- Hände an den Hinterkopf legen und mit den Ohren wackeln wie ein Hase,
- mit den Fäusten einen lockeren Trab auf den Tisch klopfen wie ein Pony,

- die Wangen aufblähen wie ein Frosch,
- mit dem Finger die Nachbarin stechen wie eine Mücke,
- mit der Nase zucken und die Zähne zeigen wie ein Kaninchen usw.

Mit Beschreibungen:

Wer nichts darstellen möchte, kann das Tier auch anhand der W-Fragen vorstellen: Wie sieht es aus? Was tut es? Wo lebt es? Wie verhält es sich?

Hu-ha-ho

Wir strecken die Arme zu den Seiten, erst rechts mit „Hu" und direkt danach links mit „Hu". So entsteht ein zügiges „Hu-hu".

Dann strecken wir die Arme nach vorn: Erst rechts mit „Ha" und direkt danach links mit „Ha". Auch hier hört es sich wie „Ha-ha" an. Abschließend strecken wir die Arme nach oben: Rechts mit „Ho" und links ebenfalls mit „Ho", ein „Ho-ho" entsteht.

Wir beginnen langsam, steigern das Tempo und wollen die SeniorInnen richtig ins Schwitzen bringen, sodass es am Ende in der höchsten Schnelligkeit klingt wie ein lautes, zackiges „Hu-hu, ha-ha, ho-ho!"

Die Bewegungsfolge trainiert die Konzentration, die Koordination, die Serialität (Kompetenz für eine korrekte Reihenfolge) und das Kurzzeitgedächtnis.

So, so, ich bin froh!

Wir strecken den Zeigefinger nach vorn und formen die restlichen Finger zu einer losen Faust, als ob wir auf etwas zeigen wollten. Jetzt strecken wir erst die rechte, dann die linke Hand schwungvoll weit nach vorn, während wir „So, so" sagen:

Einmal „So" beim Ausstrecken des rechten Arms, einmal „So" mit dem linken Arm. Dann winkeln wir die Arme locker an und schwingen kräftig die Hüfte, während wir laut „Ich bin froh!" rufen. Das gelingt auch im Sitzen, wer stehen kann, hat deutlich mehr Bewegungsspielraum. Die angewinkelten Arme schwingen locker mit, als ob wir tanzen würden.

Wir wiederholen die Abfolge mehrfach und steigern das Tempo und die Lautstärke.

Die Aufgabe übt das Kurzzeitgedächtnis, die Koordination und Serialität.

SPIELE ZUM SCHAUEN UND ERINNERN

„Warte nicht darauf, dass die Menschen dich anlächeln. Zeige ihnen wie es geht!"

Astrid Lindgren in „Pippi Langstrumpf"

Trotz eingeschränkter Sehfähigkeit im Alter bleibt das Sehen einer der wichtigsten Informationskanäle. Wir wollen durch detektivische Aufgaben das Interesse am Schauen und Entdecken locken.

Alle Spiele trainieren die visuelle Wahrnehmung, viele regen zum eigenen Gestalten an.

Becher-Spiel

Farbige Trinkbecher, die viele für Ausflüge oder mit ihren Kindern benutzen, werden umgekehrt auf den Tisch gestellt. Unter jeden Becher legt die Gruppenleitung einen kleinen Gegenstand:

- einen Korken,
- ein Armband
- ein Plastiktierchen,
- einen großen Knopf.

Jetzt schauen reihum alle einmal unter die Becher, nennen den Gegenstand laut und zeigen ihn gut sichtbar für die Gruppe.

Nach jedem Lüften des Bechers verschwinden die Gegenstände wieder darunter. Wer weiß am Ende, wenn alle Becher einmal angehoben wurden noch, was unter dem blauen war? Und unter dem roten, gelben, grünen und lilafarbenen Becher?

Variante

Sehr fitte SeniorInnen können mit doppelt so vielen Bechern spielen, sodass ein Memory entsteht: Jeweils zwei Becher haben den gleichen Inhalt. Dafür können schlichte weiße Plastikbecher genommen werden, von denen es fünfzig Stück für wenige Euro als Einmal-Geschirr zu kaufen gibt.

Das Spiel trainiert die visuelle Merkspanne, das Kurzzeitgedächtnis und die Konzentration.

Was habe ich verändert?

Aus der Gruppe stellt sich eine Freiwillige gut sichtbar hin. Alle Anwesenden schauen sie sich von vorn und hinten genau an. Nun geht die Person vor die Tür und ändert etwas an ihrem Aussehen: die Frisur, Schmuck, die Brille abnehmen, ein Kleidungsstück ablegen oder zusätzlich anziehen. Dabei wird ggf. von der Kursleitung Unterstützung angeboten. Dann kehrt die Freiwillige zurück und präsentiert sich der Gruppe.

Wer rät, was sich verändert hat? Wer geht als Nächster raus? Es können auch zwei Personen gemeinsam vor die Tür verschwinden und sich miteinander und gegenseitig verwandeln.

Das Spiel trainiert das Kurzzeitgedächtnis, die Konzentration und die Fantasie.

Unser persönliches Memory

Die Herstellung des Memorys kostet relativ viel Zeit, dafür sind damit gleich mehrere Gruppenstunden mit Programm gefüllt. Ist das Memory einmal hergestellt, kann es immer wieder gespielt werden.

Als Gruppe fertigen wir unser persönliches Memory an:

Alle Teilnehmenden der Gruppe kommen als Bilderkarte vor, pro Person brauchen wir also zwei (gleiche oder verschiedene) Fotos.

Alles, was den Alltag der SeniorInnen bestimmt, wird abgebildet:

Die Köchin, der Hund der Ehrenamtlichen, der örtliche Supermarkt ... Dabei können zur Unterstützung Angehörige und PraktikantInnen einbezogen werden, die Fotos aufnehmen und entwickeln.

Wir basteln aus allen Beiträgen ein gemeinsames Memory, das in der Gruppe oder in Besuchssituationen zum Erzählen anregt.

Das zauberhafte Tablett

Auf einem einfarbigen Tablett werden diverse kleine Gegenstände ausgelegt: Beispielsweise ein alter Schlüssel, eine Packung Streichhölzer, ein Teelöffel, eine bunte Haarspange, eine Kunstblüte …

Die Dinge sollten klein genug sein, damit mehrere zusammen auf das Tablett passen. Sie sollten gleichzeitig so groß sein, dass man sie aus der Entfernung noch gut sehen kann. Ein Hustenbonbon kann zum Beispiel schon zu klein sein.

Nun schauen sich alle an, was auf dem Tablett liegt. Die Gruppenleitung hält alle Gegenstände einmal hoch und benennt sie mit klarer Stimme. Dann legt sie ein Tuch über das Tablett, entfernt unter dem Tuch ein Teil und zieht es in der geschlossenen Hand zusammen mit dem Tuch auf den Schoß, wo es niemand sieht.

Wieder schauen sich alle das Tablett an: Was fehlt?

Es werden mehrere Runden gespielt, zusätzlich können weitere Dinge auf das Tablett gelegt werden, wenn es zu Beginn zu einfach war.

Tipp: Es ist wichtig, dass das Tablett einfarbig grau oder weiß ist, damit sich die ausgelegten Gegenstände gut abheben und klar erkennbar sind! Eine kräftige Farbe oder ein bunter Hintergrund lenken zu stark ab.

Das Spiel trainiert die visuelle Merkspanne, das Kurzzeitgedächtnis und die Konzentration.

Farben-Lieder

Vorab zerschneiden wir farbiges Papier in kleine Karten. Sie werden an die SeniorInnen ausgeteilt, sodass alle jeweils eine kleine Farbkarte in Rot, Gelb, Blau, Grün usw. vor sich liegen haben.

Gemeinsam singen wir die Lieder und halten bei der passenden Farbe im Verlauf des Lieds die richtige farbige Karte hoch. Entsprechend müssen sich alle auf den Text konzentrieren, die Farben heraushören und den passenden Farbzettel schnell heraussuchen und hochhalten. Für „bunt" werden alle bunten Karten gleichzeitig hochgehalten.

- Mein kleiner grüner Kaktus
- Komm, lieber Mai, und mache die Bäume wieder grün
- Bunt sind schon die Wälder
- Hoch auf dem gelben Wagen
- Ein Männlein steht im Walde
- Grün, grün, grün sind alle meine Kleider
- Wenn alle Brünnlein fließen
- Durch die Straßen auf und nieder leuchten die Laternen wieder
- Ja, ja, so blau, blau, blau blüht der Enzian
- Wenn der weiße Flieder wieder blüht
- Rote Lippen soll man küssen

Die Aufgabe übt die Konzentration, die Reaktionsfähigkeit und die visuelle Wahrnehmung.

Geheime Zwillinge

Reihum denken wir uns „geheime Zwillinge" aus. Dazu wählen wir zwei Dinge im Raum, die dieselbe Farbe haben: Der gelbe Vorhang und das gelbe Liederbuch, die rosa Bluse von Frau Andersen und die rosa Serviette usw. Dies tut jede heimlich für sich. Dann sagt eine „Ich mag so gerne gelb" und alle sollen zwei gelbe Dinge nennen, die sie entdecken können. Sobald beide gesuchten Begriffe genannt wurden, ist die nächste Person dran.

Das Spiel trainiert die visuelle Wahrnehmung, die Konzentration und das Problemlöseverhalten.

Schnipselbilder

Wir reißen gemeinsam Papierreste aus der Bastelkiste in kleine Schnipsel. Alle bekommen ein Blatt Papier in der gewünschten Farbe, um gleich auf einem schönen Hintergrund zu starten. Jetzt bitten wir die SeniorInnen, aus den Schnipseln ein Bild zu kleben. Zu Beginn reicht es, einfache Dinge wie einen Apfel oder einen Fisch darzustellen.

Dazu müssen sich die SeniorInnen Farbe und Form des Gegenstands innerlich vor Augen halten, um sie auf dem Papier bildlich darstellen zu können. Wir regen die Gruppe an, sich gegenseitig zu unterstützen und mit der passenden Farbe auszuhelfen.

SPIELE ZUM HÖREN UND ERINNERN

„Ich kann nicht nur da sitzen und darauf warten, dass mir die guten Dinge passieren. Ich muss sie schon passieren lassen."

Cecelia Ahern

Wer durch den Abbau der Hörverarbeitung immer schlechter an Gesprächen teilnehmen kann, reagiert oft frustriert. Die ablenkende Geräuschkulisse in Gruppenstunden macht es zusätzlich schwierig, genau zu hören, was wichtig ist. Daher wollen wir die Freude am Hören wieder in den Mittelpunkt rücken und den SeniorInnen Erfolgserlebnisse ermöglichen.

Hör-Memory

Vorab bekleben wir kleine Dosen mit Papier von außen blickdicht. Dazu nehmen wir leere Cremedosen oder Shampooflaschen o. Ä. Dann befüllen wir jeweils zwei Dosen mit dem gleichen Inhalt, der hörbar sein soll:

- Kiesel,
- Streichhölzer,
- Glöckchen,
- Reis,
- Nudeln,
- Sand.

Wer mag, bindet die Teilnehmenden in den Vorgang des Füllens ein.

Jetzt schütteln alle die Behältnisse neben dem Ohr und versuchen herauszufinden, welche Gefäße den gleichen Inhalt haben.

Die Übung trainiert die auditive Differenzierung und die Konzentration.

Geräusche raten

Die Gruppenleitung spielt hinter einem großen, aufgestellten Buch als Sichtschutz verschiedene Geräusche mit Rasseln, kleinem Glockenspiel, Triangel, Rätsche und Glocken. Jetzt raten die Anwesenden:

- Welche Musikinstrumente wurden gespielt?
- In welcher Reihenfolge?

Auch die SeniorInnen können den Platz der Dirigentin einnehmen und für die Gruppe eine Folge von Geräuschen produzieren.

Die Aufgabe trainiert die Hörverarbeitung, die Konzentration, das Kurzzeitgedächtnis und die Serialität (Reihenfolgen wahrnehmen).

Trommelspiel

Die Gruppenleitung klopft einen Rhythmus auf die Tischkante und lässt ihn von der Gruppe nachahmen. Danach ist jemand aus der Runde dran, einen Rhythmus vorzugeben und von allen imitieren zu lassen.

Das Spiel trainiert die Konzentration, die Verarbeitung und Nachahmung von Rhythmen und die Auge-Hand-Koordination.

Geräuschkulisse

Wir öffnen ein großes Fenster des Gruppenraums weit, sodass die Umgebungsgeräusche hörbar werden. Alle sollen ca. zwei Minuten schweigen und darauf lauschen, was sie hören. Dann fragt die Gruppenleitung, welche Geräusche erkannt wurden.

Dabei kann sie gezielt nachfragen:

- Waren es natürliche Geräusche, und welche?
- Menschliche, auch technische?
- Hörten wir Tiere oder Naturphänomene?

Das Spiel trainiert die Konzentration, Wahrnehmung und Unterscheidung von Geräuschen.

Vogelhochzeit

Alle in der Gruppe ahmen reihum oder durcheinander Vogellaute nach:

- Wir piepen in höchsten Tönen,
- krächzen heiser,
- gackern fröhlich,
- flöten melodisch und
- probieren unheimliche Uhu-Rufe.

Dazu klopfen wir mit den angewinkelten Armen an die Rippen, als ob wir Flügel hätten (wie beim „Ententanz").

Oder wir bewegen eine Hand wie einen Schnabel vor der Nase.

Die Aufgabe ist so albern, dass bald alle lachen …

Löwen-Schreck

Der „Löwen-Schreck" bringt frischen Wind in eine Gruppenstunde, bei der gerade die Konzentration sinkt. Mit voller Lautstärke sind garantiert schnell alle wieder wach!

Wir reißen die Augen weit auf und strecken die Zunge lang aus dem Mund, während wir schrecklich brüllen. Damit der Löwen-Schreck gelingt, heben wir dazu die Hände zu beiden Seiten des Kopfs und formen die Finger wie Krallen. So passiert ein überzeugender Angriff!

Zuerst trainieren alle ein paar Mal allein den Löwen-Angriff. Dann wechseln wir uns ab: Die eine Person ist der Löwe, die Sitznachbarin lässt sich erschrecken und ruft zitterig: „Huhuhuh …"

Dann wechseln beide die Rollen. Wer ist der angsteinflößendste Löwe? Und wer der größte Angsthase? Wir trauen uns, zu übertreiben!

Das Spiel weckt die Lebensfreude und stärkt im partnerschaftlichen Dialog den Blick für die Sitznachbarn.

Liederrätsel

Reihum summen alle nacheinander den Anfang eines Lieds.

Wer errät, wie es heißt? Wer kennt dazu die Strophen, wer den Refrain? Am besten halten wir ein Liederbuch mit Volksliedern und ggf. Kirchenliedern parat, um bei Erinnerungslücken aushelfen zu können.

Das Spiel weckt biografische Erinnerungen und die Stimmbänder.

Durch den Nebel lachen

Es ist so neblig, wir können die anderen in der Gruppe gar nicht erkennen. Deshalb legen wir die Hände wie einen Trichter vor den Mund und lachen laut: „Ha ha ha! Hu hu hu! Hi hi hi!" Hoffentlich dringt das Lachen durch den Nebel zu ihnen hindurch?

Hier ist Lautstärke gefragt!

Die gegenübersitzende Hälfte des Stuhlkreises (oder die einzelne Nachbarin) antwortet etwas leiser als Echo.

Die Übung trainiert die Stimme und die Fantasie, wenn verschiedene Arten des Lachens erprobt werden.

Soundtrack

Wir stellen uns vor, dass wir ein Hörspiel aufnähmen. Dazu benötigen wir viele verschiedene Geräusche:

- die quietschende Tür,
- das rauschende Wasser,
- die schimpfende Tante,
- den säuselnden Wind,
- den plätschernden Regen,
- das bremsende Auto
- …

Gemeinsam versuchen wir, die Geräusche darzustellen. Alle Hilfsmittel, vom eigenen Körper bis zu Materialien wie knisterndem Papier, sind erlaubt!

Das Spiel fördert die Vorstellungskraft und das Problemlöseverhalten.

SPIELE ZUM SCHNUPPERN, SCHMECKEN UND ERINNERN

„Viele Menschen versäumen das kleine Glück, während sie auf das große vergebens warten."

Pearl S. Buck

Im Alter verändert sich die Wahrnehmung von Gerüchen, insgesamt nimmt der Riechsinn ab. Wir wollen ihn heute fördern und die Neugier auf verschiedene Gerüche wecken. Da das Riechen auch eine wichtige Warnfunktion hat (giftige Flüssigkeiten, Rauch in der Luft), ist bewusstes Schnuppern Teil eines möglichst selbstständigen Alltags. Übungen zum Schmecken schließen sich an, da der Geschmackssinn vielen Freude bietet.

Duft-Memory

Kleine Vorratsdosen mit Deckel oder Filmdosen werden von außen blickdicht beklebt. Das Innere wird befüllt: Entweder mit verschiedenen Wattebäuschen, die mit Duftölen getränkt werden (pro Dose ein Duft). Oder mit frischen Zutaten: frischen Kräutern (leicht zerdrückt, damit sie intensiver duften), Ketchup, Senf, Marmelade, sehr reifes Obst wie Banane oder Melone, Salami, stark riechender Käse. Die Duftdosen werden herumgegeben, dabei sollen diejenigen, die die Dose vor die Nase gehalten bekommen, die Augen schließen. Am Ende sammeln alle ihre Ideen, was sie gerochen haben.

Das Spiel trainiert die Konzentration, die Wahrnehmung von Gerüchen und das Kurzzeitgedächtnis.

Bunte Dips

Wir bereiten verschiedene Dips auf der Basis von mildem Joghurt zu: Einen klassischen Kräuterdip mit vielen frischen Gartenkräutern (auch tiefgekühlt möglich). Einen exotischen Dip mit Curry und Ananas oder Datteln. Und einen Cocktaildip, pikant mit Ketchup abgeschmeckt. Je nach Zahnstatus können die SeniorInnen die Dips mit Crackern oder Gemüsesticks probieren (dazu Gurken, Kohlrabi, Karotten, Paprika in Streifen schneiden).

Wer mag, rührt die Dips mit den Teilnehmenden gemeinsam an.

Beim Zubereiten werden die Konzentration, die Feinmotorik und das Riechen angeregt.

Variante: Quark-Parade

Statt herzhafter Dips können auch fruchtige Quarkspeisen angerührt werden. Dazu eignen sich besonders saisonale, reife Obstsorten, da sie am meisten Aroma haben: Erdbeeren, Himbeeren, Pflaumen, Kirschen, aber auch Bananen.

Weiß, Weiß und Weiß

Die Kursleitung füllt kleine Schüsseln mit Mehl, Salz und Zucker. Wer errät, was es ist? Nur schnuppern und schauen! Betroffene mit demenzieller Veränderung dürfen auch schmecken.

Das Spiel übt die Unterscheidungsfähigkeit von Gerüchen.

Tee-Quiz

Wir trennen von Teebeuteln in diversen Sorten die Schildchen ab. In einer kleinen Schale gibt die Kursleitung die Teebeutel herum und lässt die Teesorte anhand von Schnuppern und Fühlen erraten.

Das Spiel fördert die Zuordnung und Benennung von Gerüchen.

Parfum raten

Wir bitten die SeniorInnen, ihr Lieblingsparfüm mitzubringen. Wer in einer stationären Einrichtung arbeitet, nimmt es beim Abholen der Bewohner direkt aus dem Zimmer mit.

Dann laden wir dazu ein, gegenseitig an den Parfums zu schnuppern. Wer mag welchen Duft besonders gern? Warum? Woran erinnert das Parfum?

Das Spiel übt das Verbinden von künstlichen Düften mit ihren natürlichen Ursprüngen.

Gewürz-Sinfonie

Wir bringen möglichst viele kleine Dosen mit Gewürzen aus der Küche zu Hause mit oder, wenn vor Ort gekocht wird, leihen sie uns aus. Entweder reichen wir die Gewürze einfach herum, lassen daran schnuppern und raten. Oder wir legen ein Gericht fest, beispielsweise „Bratkartoffeln" und geben dazu Zimt herum. Passt das Gewürz zu Bratkartoffeln? Welches wollen wir stattdessen nehmen?

Das Spiel trainiert die Wahrnehmung und Zuordnung von Düften mithilfe des biografischen Gedächtnisses.

Potpourri zusammenstellen

Diese Aktion ist ein bisschen aufwendiger: Erst suchen wir mit den SeniorInnen zusammen duftende Zutaten für das Potpourri. Wir trocknen Lavendel und Minzblätter aus dem Garten, besorgen Zimtstangen und getrocknete Orangenscheiben (gut erhältlich in der Adventszeit). Dann stellen alle interessierten SeniorInnen ihre Duftmischung nach eigenen Wünschen zusammen.

Damit sich die Wohlgerüche entfalten können, legen wir die Zutaten in kleine offene Schalen. Sie können mit nach Hause bzw. mit ins eigene Zimmer genommen werden.

Die Aufgabe orientiert sich an den persönlichen Vorlieben von Wohlgerüchen, die sich aus der Biografie ergeben.

Lieblingsessen aus der Kindheit

Alle überlegen, was sie als Kind am liebsten gegessen haben: Wie duftete es, schmeckte es, sah es aus? Dann beschreiben die Teilnehmenden reihum das Aussehen, den Geruch, Geschmack und die Herkunft ihrer Lieblingsspeise. Wer errät das Gericht?Das Spiel trainiert sehr umfassend die Erinnerung sowie die sprachliche Darstellung der Gerichte.

Die Wortfindung und das Eingehen auf Fragen der anderen werden angeregt.

Geschmackstest

Menschen mit Demenz finden viele Spiele langweilig. Essen bleibt dagegen häufig spannend. Und etwas durch Schmecken zu erraten, weckt auch müde Geister.

Auf einem flachen Teller ordnen wir diverse Nahrungsmittel an, die zuvor klein geschnitten wurden: Bananenstücke, einzelne Weintrauben, Käsestücke, Schokolade usw. Je nach Anwesenden und ihren Interessen können die SeniorInnen beim Schneiden helfen.

Die SeniorInnen schließen die Augen oder bekommen eine Augenbinde (ein einfaches Tuch), je nach Wunsch. Die Kursleitung gibt allen nacheinander Nahrungsmittel in die Hand, die sie blind schmecken und erraten sollen.

Das Spiel fördert die Wahrnehmung von Konsistenzen im Mund und lockt die Geschmacksknospen.

Pomander spicken

Viele hochaltrige Menschen kennen den Brauch, in der Adventszeit eine Orange mit Gewürznelken zu spicken, das Ergebnis nennt sich „Pomander". Dazu werden die Gewürznelken mit dem spitzen Ende in die Orangenschale gedrückt. Wenn die Schale sehr dick ist, kann mit einem Zahnstocher vorgestochen werden.

Wer mag, gestaltet mit den Nelken ein Muster, das mit einem Kugelschreiber vorgezeichnet werden kann.

Die Pomander halten je nach Raumtemperatur und -feuchtigkeit unterschiedlich lange, dürfen aber auf keinen Fall faulen!

Grammgenaues Trinken

Alle erhalten ein Trinkgefäß und können aus einer Auswahl von Getränken ihren Favoriten wählen: Warmer Pfefferminztee und Kaffee, gekühlte Limonade und Saftschorle sind im Angebot. Nun wird das erste volle Glas einer Dame gewogen und sie darf sagen, wie viel sie gleich trinken wird: 27 Gramm oder 43 oder 69 … Sie trinkt einige Schlucke und die Gruppenleitung wiegt nach: Stimmt das Gewicht mit dem Ziel überein? Wer mag, darf sich durch weiteres Trinken dem zuvor angegebenen Ziel annähern. Dann ist die nächste Person dran.

Dieses Spiel ist ideal, um hochaltrige Menschen zum Trinken anzuregen!

SPIELE ZUM TASTEN UND ERINNERN

„Meine Vorstellung absoluten Glücks ist, an einem regnerischen Tag im Bett zu liegen, mit meiner Kuscheldecke, meiner Katze und meinem Hund."

Anne Lamott

Wenn Hören und Sehen immer mehr abnehmen, kann das Tasten eine hilfreiche Unterstützung zur Orientierung im Alltag sein. SeniorInnen mit starken Einschränkungen im Hören und Sehen sind bei den folgenden Spielen endlich mal im Vorteil! So erleben sie sich als erfolgreich oder können Nachbarn im Spiel unterstützen.

Tastbeutel

In einen Stoffbeutel werden lauter kleine Gegenstände gelegt:

- Haarspange,
- Uhr,
- Tannenbaumanhänger,
- Stoffblume,
- Pinsel,
- Spielauto
- Teelöffel,
- Anspitzer,
- Teelicht/kleine Kerze,
- Keksausstecher,
- Püppchen,
- …

Alles, was gerade griffbereit ist und sich gut ertasten lässt. Dann wird der Stoffbeutel so zusammengerafft oder -gebunden, dass nur eine Hand hineinpasst. Alle greifen reihum in den Sack, tasten schweigend und überlegen, was sie in der Hand haben könnten. Dabei bleiben die Gegenstände immer im Beutel! Wer es erraten hat, zieht seine leere Hand wieder hinaus und gibt den Sack weiter. Am Ende tragen alle mündlich zusammen, was sie ertastet haben. Die Gruppenleitung zieht bei jedem richtigen Begriff den passenden Gegenstand heraus und zeigt ihn gut sichtbar.

Das Spiel trainiert die Feinmotorik und die taktile Wahrnehmung der Hände. Die Konzentration und das Kurzzeitgedächtnis werden ebenfalls gefördert.

Schattenspiel

Gemeinsam überlegen wir, welche Tiere oder Gestalten wir mit den Händen darstellen können. Die Moderatorin fragt zwei eher ruhige Teilnehmende, ob sie Lust haben, zusammen ein weißes Tischtuch oder Laken zu halten. Dahinter wird eine starke Lampe aufgestellt. Jetzt dürfen alle nacheinander oder in Zweiergruppen hinter dem Tuch vor der Lampe ihre Fingerfiguren ausprobieren. Die Gruppe rät, um welche Gestalten es sich handeln könnte. Einfache Figuren als Beispiel: Ente und Schmetterling.

Das Spiel trainiert die Vorstellungskraft und Feinmotorik.

Nadel im Heuhaufen

Wir füllen eine Schüssel mit Linsen, trockenen Bohnen oder kleinen Nudeln. Das können auch freiwillige Teilnehmende übernehmen. Die Kursleitung versteckt dann, indem sie ein Tuch über die Schüssel legt, kleine Gegenstände in den Linsen. Die Gegenstände sollen dabei nicht sichtbar sein!

Die Schüssel wird herumgegeben, alle dürfen nacheinander mit einer Hand nach den versteckten Dingen tasten. Die Gegenstände sollen nicht hervorgeholt, sondern blind in der Schüssel erfühlt werden. Dabei kann es hilfreich sein, wenn das Tuch als Sichtschutz während des Spiels auf der Schüssel liegen bleibt.

Das Spiel fördert die Feinmotorik und taktile Wahrnehmung der Hände, was die Unterscheidung von Linsen und den gesuchten Gegenständen betrifft.

Stoffkiste

Wir sammeln möglichst viele verschiedene Stoffstücke und Wollreste. Dazu zerschneiden wir Altkleider (wer mag, sichert die offenen Kanten mit Zickzackstichen an der Nähmaschine) oder schauen uns im Handarbeitskorb um.

Die SeniorInnen sollen die dicken, dünnen, weichen und robusten Materialien ertasten und sich überlegen, was man daraus machen könnte: Feine Blusen nähen, dicke Socken stricken, Arbeitshosen flicken …

Das Spiel regt die Fantasie und den Gestaltungswillen an.

Was liest dein Rücken?

Auf den Rücken der jeweiligen Sitznachbarin schreiben alle mit großen Buchstaben ein Wort, dazu wird der Zeigefinger benutzt.

Jeder Buchstabe wird so groß und eindeutig aufgemalt, dass er den Großteil des Rückens füllt. Die Nachbarin rät, welches Wort es sein könnte. Dann wechseln wir, sodass beide Nachbarn einerseits mehrfach schreiben und andererseits raten.

Das Spiel fördert die taktile Wahrnehmung des Rückens und die Konzentration.

Aprilwetter

Ein Spiel, um die SeniorInnen schwungvoll zu aktivieren und schnelle Reaktionen zu trainieren: Wir gestalten zusammen mit den Teilnehmenden ein sehr wildes Aprilwetter. Die Hände sind dabei das wichtigste Ausdrucksmittel.

Wir lassen es regnen, indem wir die Hände in die Luft strecken und die Finger flattern lassen, als würden viele kleine Regentropfen fallen. Dann klopfen wir mit den Knöcheln der Hand auf den Tisch, als ob es hagelt. Jetzt schneit es auch noch: Wir schlingen die Arme um den Oberkörper und reiben uns warm. Auch die Sonne kommt gelegentlich hervor: Wir strecken die Arme weit nach oben und ziehen einen riesigen Kreis in die Luft. So groß und leuchtend steht der Sonnenball auf einmal am Himmel!

Diese Bewegungen werden zuerst langsam angeleitet und mehrfach wiederholt, sodass alle wissen, was mit Regen, Hagel, Schnee und Sonne gemeint ist. Dann ruft die Kursleitung abwechselnd „Sonne! Regen! Sonne! Hagel! Regen! Sonne! Schnee!" und alle führen möglichst zügig die passende Bewegung aus.

Im Sommer kann zusätzlich „Gewitter!" als Aktion mit aufgenommen werden, dann klatschen wir mit den Handflächen laut auf die Tischplatte, um den Donner nachzuahmen.

Das Spiel trainiert die Reaktionsgeschwindigkeit, das Kurzzeitgedächtnis und die Koordination.

Regenbogen

Kann in Kombination mit dem Spiel „Aprilwetter" durchgeführt werden.

Wir öffnen die Handflächen und stellen uns vor, sie seien mit den schönsten Farben bemalt: Alle fokussieren sich auf ihre Lieblingsfarben. Wir strecken die Arme nach oben und lehnen uns auf dem Stuhl sitzend weit nach links.

Dann heben wir die Arme in einem großen Bogen nach oben und sinken weit nach rechts, sodass wir mit den „bunten" Händen einen Regenbogen malen. Während wir diese Bewegung mehrfach wiederholen, rufen wir in der ansteigenden und absteigenden Armbewegung „Huuuiiii!", als ob wir den Regenbogen hinaufzischen und hinunterrutschen.

Wenn Chiffontücher in verschiedenen Farben vorhanden sind, können sich die SeniorInnen ihre Lieblingsfarbe aussuchen, das Tuch in den Händen halten und damit den Regenbogen darstellen. Entweder wie im Bewegungsablauf oben oder indem sie mit dem Tuch bogenförmig in die Luft wedeln.

Das Spiel fördert eine aufrechte Haltung im Sitzen und weckt den Kreislauf.

Annährungsversuch

Eine Person bekommt die Augen verbunden. Ihr gegenüber setzt sich eine Freiwillige und streckt ihre Hände aus. Die „blinde" Person ertastet die Hände der anderen und versucht zu erraten, wessen Hände es sind:

Wie groß oder klein sind die Hände? Warm oder kalt? Weich oder steif? Mit Ringen oder schmucklos?

Das Spiel unterstützt das Vertrauen ineinander und fördert die Feinmotorik und Wahrnehmung der Hautrezeptoren.

SPRACHSPIELE

„Teile dein Lächeln mit der Welt. Es ist ein Symbol der Freundschaft und des Friedens."

Christie Brinkley

Viele SeniorInnen erleben regelmäßig Wortfindungsstörungen: Sie wissen genau, was sie meinen, und „haben es auf der Zunge". Und dennoch fällt ihnen der gesuchte Begriff nicht ein oder sie geraten ins Stottern. Die Sprachspiele gehen spaßbetont auf die Problematik ein und trainieren Lösungsmöglichkeiten.

Ja-Nein-Spiel

Wir zerschneiden ein rotes und ein grünes Blatt Papier in kleine Karten. Alle bekommen eine rote und eine grüne Karte. Die rote Karte bedeutet „Nein", wie an der Ampel (Nein, nicht gehen! Stopp!). Die grüne Karte bedeutet „Ja", so wie die Ampel „Ja, du kannst gehen!" sagt. Die folgenden Fragen werden vorgelesen, die SeniorInnen sollen die rote Karte als Antwort für „Nein" heben und die grüne für „Ja". Entwickeln Sie weitere Fragen!

- Mögen Sie Zartbitterschokolade?
- Hatten Sie jemals eine Katze?

- Haben Sie einen anderen Kontinent bereist?
- Lieben Sie Blumen und haben viele Zimmerpflanzen?
- Trinken Sie lieber Tee als Kaffee?
- Sind Sie früher Schlittschuh gelaufen?
- Haben Sie früher ein Instrument gespielt?
- Sind Sie nach Hamburg (Name der eigenen Stadt einfügen) zugezogen?

Das Spiel übt die Hörverarbeitung und die Reaktionsfähigkeit.

Erinnerungskette

Aus der Gruppe fängt eine Person an und erzählt eine Kindheitserinnerung: von den Kartoffelferien damals, dem Flechten einer Gänseblümchenkette, Schnecken sammeln im Garten, Reisig zusammentragen für das Osterfeuer … Wer sich von der Erinnerung angesprochen fühlt, weil sie sich mit eigenen Erlebnissen verbinden lässt, trägt selbst eine Perle aus dem Gedächtnis bei. So entsteht, Perle für Perle, eine Kette der Erinnerung.

Das Spiel regt die Erinnerung, den Wortschatz und die Formulierungsfähigkeit an.

Zeitzeugen

Dieses sprachliche Spiel regt die Vorstellungskraft an und lebt durch die treffende Beschreibung längst verschwundener Gegenstände. Die SeniorInnen sollen sich still Dinge überlegen, die es damals gab:

- Kaffeemühle,
- Kutsche,
- Straßenbahn,
- Butterfass
- usw.

Dann beginnt eine Freiwillige und beschreibt den von ihr gewählten Gegenstand möglichst plastisch. Alle überlegen gemeinsam, was es sein könnte, bis der Begriff erraten wird und die nächste Person an der Reihe ist.

Das Spiel trainiert die Wortfindung und die sprachliche Darstellung.

Reime raten

Alle Anwesenden bekommen einen kleinen Zettel, auf dem ein Wort steht. Dazu werden die Reime von der nachfolgenden Seite kopiert und in kleine Karten zerschnitten. Reihum lesen alle ihr Wort vor. Die Gruppe soll so schnell wie möglich das passende Reimwort dazu finden und es laut rufen. Parallel liegt der Gruppenleitung ein Lösungsblatt vor, sodass sie helfen kann, wenn niemandem das passende Reimwort einfällt.

Frau Jansen liest ihre Karte vor: „Wonne." Darauf überlegen die Anwesenden schnell und rufen durcheinander „Sonne" oder auch „Tonne". Es geht weiter mit Herrn Friedrich, er liest laut „Schimmel" vor. Alle überlegen, bis jemand auf „Himmel" kommt. So setzt sich die Runde fort.

Berg	Zwerg
Fisch	Tisch
Schere	Beere
Nase	Hase
Socke	Locke
Rose	Hose
Ball	Knall – Wall
Schüssel	Schlüssel
Sonne	Wonne
Schnee	Klee
Wurm	Turm
Tee	See
Wecker	Bäcker
Wein	Bein

Mücke	Lücke
Bauch	Schlauch
Herd	Pferd
Hand	Wand
Tasse	Kasse
Schild	Wild
Ziege	Fliege
Tuch	Buch
Schimmel	Himmel
Tuch	Buch
Mofa	Sofa
Schuh	Kuh
Traube	Schraube
Maus	Haus

Das Spiel trainiert die Konzentration und Reaktionsgeschwindigkeit.

Die Letzten werden die Ersten sein

Wir bilden gemeinsam eine Wortkette: Die Gruppenleitung beginnt mit einem ersten Wort, zum Beispiel „**Sommer**". Die nächste Person nimmt den letzten Buchstaben des Worts (**R**) als Beginn für ihren Beitrag: „**Rosen**" Die Nachbarin nutzt das **N** für „**Nachtigall**", darauf folgt mit **L** „**Luftikus**" und immer so weiter. Es gelten keine Regeln, außer dass der letzte Buchstabe der erste im neuen Wort sein muss.

Das Spiel regt die Wortfindung und das genaue Hören an, damit der letzte Buchstabe erkannt und ein passendes neues Wort gefunden wird.

Stille Post

Die Gruppenleitung denkt sich einen Satz aus. Der Satz wird der ersten Person ins Ohr geflüstert, diese gibt ihn leise an die Nachbarin weiter, und so fort. Dabei soll so leise gesprochen werden, dass es die Umsitzenden nicht hören. Die letzte Person, die den Satz zugeflüstert bekommt, nennt ihn danach laut. Nun sagt die Moderatorin ihren Anfangssatz. Sind die Sätze gleich, ähnlich oder ganz verschieden? Wer viele stark Betroffene mit Schwerhörigkeiten in der Gruppe hat, sollte auf das Spiel verzichten.

Das Spiel trainiert die Konzentration und Hörverarbeitung.

Tortenschmaus

Wir überlegen uns zuerst, welche Torten und Kuchen es gibt:

- Sahne-Nuss-Torte,
- Schwarzwälder-Kirsch,
- Marmorkuchen,
- Rhababer-Baiser,
- Erdbeertorte,
- Zwetschendatschi
- ...

Dann stellen wir uns eine riesige Torte vor, die wir genießen: „Mjamm, lecker, mjomm, köstlich!" und lachen dabei. Auch den Bauch reiben wir uns und verdrehen genießerisch die Augen.

Das Spiel trainiert das Gedächtnis und die Wortfindung sowie das anstrengungsfreie Tönen der Stimmlippen.

Postkarten-Geschichte

Alle bekommen eine Postkarte, die mit einer Landschaft, Tieren oder Personen bedruckt ist. Die SeniorInnen sollen sich eine kurze Geschichte aus 3 – 5 Sätzen dazu ausdenken. Reihum erzählen alle und zeigen dabei ihre Karte.

Fitte Teilnehmer können auch innerhalb von 2 Minuten so viele Assoziationen wie möglich notieren.

Das Spiel trainiert die Wortfindung.

SPIELE AM ENDE

„Gemeinsam zu lachen ist das Nächste zu einer Umarmung, ohne sich zu berühren." *Gina Barreca*

Eine gelungene Gruppenstunde wird mit einem schwungvollen Abschied gekrönt. So bleibt das Energielevel und die gute Laune über das Ende des Angebots erhalten. Wir nehmen einander noch einmal in den Blick und verabschieden uns bewusst voneinander. Der positive Ausklang macht Lust auf das nächste Wiedersehen.

„Hip hip hurra!" als Abschiedsritual

Damit alle SeniorInnen die gute Stimmung aus der Grupenstunde weitertragen, verabschieden wir uns mit einem dreifachen „Hip hip hurra!" voneinander: Bei „Hip hip" wird in die Hände geklatscht, für „Hurra!" strecken wir die Hände schwungvoll in die Luft.

Dankbarkeits-Runde

Wir tragen zusammen, wofür wir heute dankbar sind: Das Honigbrötchen zum Frühstück, die Lieder in der Gruppe, dass Frau Fülster wieder gesund ist und mit in der Runde sitzt …

Damit wenden wir unsere Aufmerksamkeit bewusst dem Positiven zu und schaffen gute Erinnerungen. Auch das Miteinander in der Gruppe wird gestärkt, sodass morgen alle gern wiederkommen.

Abschied vom Kreuzfahrtschiff

Wir stellen uns vor, dass wir am Hafen stünden und unsere Freunde und Familie in den Urlaub fahren. Wir winken ihnen vom Kai aus zu und rufen laut:

- „Gute Reise!"
- „Viel Spaß!"
- „Bis bald!"
- „Genießt es!"
- …

Und andere Rufe, die uns einfallen. Zwischendurch lachen wir immer wieder.

Autobahn-Lachen

Wir brechen gedanklich auf: Wir sind auf der Autobahn in den Urlaub unterwegs und die anderen Verkehrsteilnehmer fahren wirklich wie besengt! Also drohen wir ihnen lachend mit dem Zeigefinger: „Hehehe! Hihihi! Huhuhu!"

Zwischendurch machen wir die Polizei-Sirene nach, der Streifenwagen saust an uns vorbei: „Tatütata!" Dann wiederholen wir das Drohen mit dem Finger und Lachen: Das haben die anderen Autofahrer jetzt davon!

Wir winken und rufen „Tschüüühüüüß!"

Erinnerungsbuch

In ein Album mit Spiralbindung notieren wir am Ende des Tages zusammen mit den SeniorInnen ein paar Sätze:

- Was war heute los?
- Worüber haben wir miteinander gelacht?
- Was haben wir gesungen, gebacken, gebastelt?

Eine freiwillige Person aus dem Kreis darf eine einfache Zeichnung darunter malen, ein Liedblatt einkleben, eine Erinnerung festhalten.

Angehörige können bei einem Besuch zusammen mit den SeniorInnen durch das Buch blättern und sich erzählen lassen, was in der vergangenen Woche los war. Dabei dienen die bunten Seiten als Erinnerungsstütze und die hochaltrigen Menschen erleben sich als kompetente ErzählerInnen.

Das Erinnerungsbuch hilft, anhand von Bildern und kurzen Texten das eigene Erleben darzustellen.

Feedback mit Ball

Wir werfen einen weichen Schaumstoffball über den Tisch bzw. durch den Stuhlkreis. Alle fangen durcheinander den Ball und geben ein kurzes Statement ab:

- Was hat mir heute gefallen?
- Wie geht es mir jetzt (besonders bei Personen, die zu Beginn schüchtern oder gesundheitlich angegriffen waren)?
- Was wünsche ich mir für´s nächste Mal?

Von Demenz stark betroffene Personen können den Ball auch einfach weitergeben, statt ihn zu werfen.

Das Spiel trainiert die aufmerksame Wahrnehmung der eigenen Stimmung und das Formulieren von Wünschen.

Kerzen-Ritual

Wir zünden am Ende des Gruppenangebots eine Kerze an und bedanken uns beieinander für die schöne Stunde.

Die Gruppenleitung zählt auf, was wir heute miteinander erlebt haben, und bringt besonders lustige Situationen und schöne Momente noch einmal in Erinnerung.

Wer mag, beendet die Runde mit einem Gebet.

Das Ritual schafft bewusst Raum für Dankbarkeit.

Brief-Girlande

Alle erhalten ein farbiges Stück Papier, ca. DIN A 5 groß, sowie einen leicht schreibenden, dicken Stift. Wir bitten die SeniorInnen, zu notieren, was ihnen heute gefallen hat oder einen Dank aufzuschreiben: Dank an die Ehrenamtliche mit dem Besuchshund oder die Hauswirtschaftshilfe, die heute mit uns gebacken hat. Dann spannen wir eine Schnur, an der alle Zettel mit Wäscheklammern befestigt werden. So entsteht eine bunte Girlande aus guten Momenten, die noch Tage später zum Erinnern und Erzählen anregt.

Bewegungen zum Schluss

- Wir überkreuzen die Arme vor dem Brustkorb und klopfen uns selbst auf die Schultern: „Gut gemacht!"
- Wir strecken die Arme zu den Nachbarn rechts und links aus und klopfen ihnen auf die Schultern: „Das war spitze!"
- Wir winken uns zu und rufen: „Wir sind wunderbar und wertvoll!"

Wir beenden die Stunde mit Schwung, damit alle motiviert sind, morgen wiederzukommen.

Ein regionales Abschiedslied

Auch ein Abschiedslied, das jedes Mal am Ende der Stunde wiederkehrt, bildet ein schönes Ritual.

Je nach Region eignet sich besonders ein Lied im eigenen Dialekt, beispielsweise

- Kein schöner Land
- Nehmt Abschied, Brüder
- In Hamburg sagt man Tschüß

- Nun ade, mein lieb Heimatland
- Muss i denn zum Städtele hinaus
- Von guten Mächten treu und still umgeben
- Ich möcht, dass einer mit mir geht
- So nimm denn meine Hände

Abschiedsfahnen basteln

Wir fertigen aus quadratischem Faltpapier und Schaschlikspießen Abschiedsfahnen an. Auch farbiges Kopierpapier, in Quadrate geschnitten, kann benutzt werden.

Wir falten das Papier diagonal in der Mitte, Ecke auf Ecke. So entsteht ein doppellagiges Dreieck. Das Dreieck bestreichen wir innen mit Kleber, schieben einen Schaschlikspieß hinein und drücken beide Hälften fest zusammen. Mit der so entstandenen Fahne winken wir uns am Ende zu. Die Fahnen können als festes Ritual jeden Tag wieder ausgeteilt und benutzt werden.

Die Bastelaktion trainiert die Feinmotorik, das Winken ist auch Menschen mit heiserer Stimme als Gruß in die Gruppe möglich.

Abschiedslachen

Wir winken allen und rufen laut und fröhlich „Gutgemeistert!", „Tschüß!" „War schön mit euch!" „Bis zum nächsten Mal!" und lachen dabei.

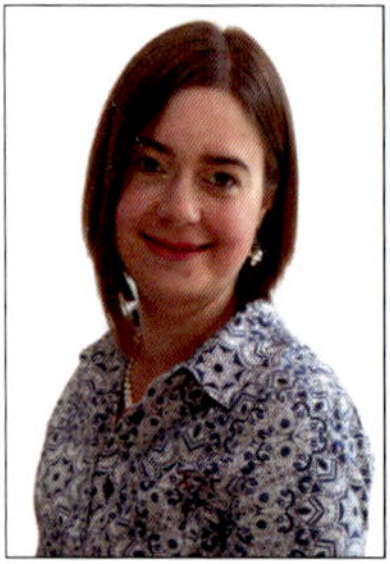

Marie Krüerke arbeitete sechs Jahre lang als Logopädin (Sprachtherapeutin). Seit 2015 gestaltet sie Kurse und Veranstaltungen für alle Generationen. Für eine Senioren-Residenz entwickelte sie das Konzept „Atemfreude", um körperliche Aktivierung, Lebensfreude und die Vertiefung des Atems zu verbinden. Auf ihrer Website www.atemfreude.de präsentiert sie regelmäßig neue Anregungen zur seniorengerechten Atemtherapie.